nhaltsverzeichnis

Wer bin ich?

Chantelle Kitchener

Mutter von 2 Kindern

Ursprünglich gelernte Bilanzbuchhalterin

Jetzt zusätzlich vegane Ernährungsberaterin. Ich wollte mein eigenes Wissen ausbauen als unsere Große anfing zu essen, da es mir hier wichtig war, dass sie vegan ernährt wird. Im Laufe meiner Ausbildung merkte ich, dass die Vegane Kinderernährung vielfach ein rotes Tuch ist
Ich möchte dabei helfen, dieses zu ändern und Eltern dabei unterstützen ihre Ideale weiterzugeben und dafür einzustehen.

Fachrichtung Vegane Ernährung Mutter und Kind, denn hierfür schlägt als Mutter mein Herz.

Meine Vision: Vegane Kinderernährung ohne Zweifel

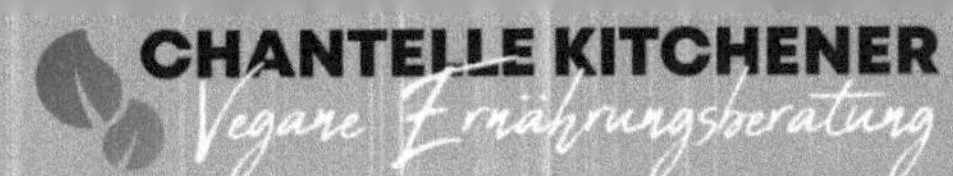

Disclaimer

Ich arbeite nicht therapeutisch, sondern nur präventiv.

Ich verspreche keine Erfolge.

Bei krankheitsbedingten Erscheinungsbildern muss ein entsprechender Arzt aufgesucht werden.

Ich gebe in diesem Buch keine Empfehlung wie viel supplementiert werden muss. Dies muss in einer Beratung erfolgen.

Dieses E-Book wurde nach bestem Gewissen und Wissen erstellt, es kann zu Neuerungen kommen, welche hier nicht erfasst werden.

Zudem sind alle angegebenen Informationen Empfehlungen und keine Richtlinien.

Was ist Beikost?

Bei der Beikost werden Lebensmittel neben der Milch eingeführt.
In erster Linie geht es um das Kennenlernen der Lebensmittel. Deshalb sollten möglichst viele Lebensmittel probiert werden.
Ein Kind brauch im Schnitt 20 Versuche bis es beurteilen kann, ob ihm das Essen schmeckt oder nicht, man sollte also nicht nach einem Mal probieren das Lebensmittel nicht mehr anbieten.

Insgesamt ist die Einführung der Beikost auch der Beginn der Einführung in die Familienkost. Ziel ist es, dass das Kind - in seinem eigenen Tempo - am Familientisch mit isst.

Milch bleibt jedoch die Hauptnahrungsquelle des Kindes bis das erste Lebensjahr abgeschlossen ist. Auch darüber hinaus kommt es oftmals noch vor, dass das Kind die Brust/Flasche dem Essen vorzieht. Dies kann in verschiedenen Phasen auch vorkommen bspw. beim Zahnen.

Das Kind bestimmt das Tempo der Einführung und man darf sich nicht von anderen Müttern im Umfeld beeinflussen lassen welche ggf. schneller in der Einführung sind, als man selbst.

Allgemeine Empfehlungen zur Beikosteinführung

World Health Organisation (WHO)

Mit der Beikost sollte frühestens ab dem vollendeten 6. Lebensmonat begonnen werden.
Muttermilch hat die höchste Nährstoffdichte die man dem Kind bieten kann, deshalb sollte vorher keine Beikost gereicht werden.
Eine solche Nährstoffdichte kann man mit keinem anderen Lebensmittel erreichen.

Bis zum zweiten Geburtstag wird das Stillen, empfohlen, vor allem bei vegan lebenden Kindern. Hierbei steht jedoch das Wohlbefinden von Mutter und Kind im Vordergrund.
In der Stillbeziehung sollten sich beide wohlfühlen.
Idealbild ist das selbstständige Abstillen des Kindes.

Deutsche Gesellschaft für Ernährung (DGE)

Die Beikost kann ab dem vollendeten 4. Lebensmonat eingeführt werden, spätestens jedoch mit dem Ende des 6. Lebensmonats.
„Den genauen Zeitpunkt fürs Abstillen bestimmen Sie und ihr Kind"

Empfehlungen zur veganen Ernährung

World Health Organisation (WHO)

Hier gibt die WHO keine genaue Stellungnahme, jedoch gibt es verschiedene Fachgesellschaften außerhalb Deutschlands (z.B. USA, Kanada), welche sagen es ist möglich sich in besonderen Lebenslagen, wozu das Säuglingsalter gehört, vegan zu ernähren, solange es gut geplant ist und man einen Fachberater hinzu zieht.

Deutsche Gesellschaft für Ernährung (DGE)

Diese raten von einer veganen Ernährung für Säuglinge und in anderen speziellen Lebenssituationen komplett ab.
Sollte man sich trotzdem dafür entscheiden, dann ist eine Supplementierung von B12 zwingend erforderlich und gegebenenfalls auch Eisen und Jod.
Zudem sollte eine Beratung durch eine Fachkraft erfolgen.

Die vegane Ernährungspyramide

Süßigkeiten, Alkohol & Snacks
2–3 Portionen Öle & Fette
Zusätzlich:
Vitamin D
Vitamin B12
Jod
Selen
1 Portion Hülsen-Früchte
1–2 Portionen Nüsse & Samen
1–3 Portionen Pflanzendrinks & -Joghurts
3 Portionen (Vollkorn-) Getreide
3 Portionen Gemüse
2 Portionen Obst
1,5l
Mindestens 1,5l am Tag trinken
Regelmäßige Bewegung

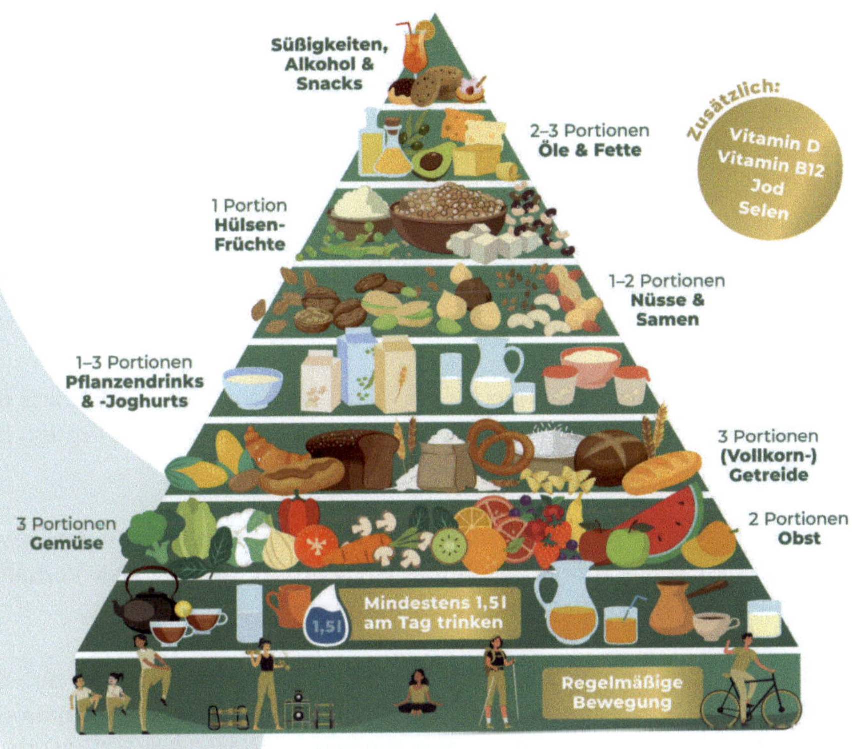

Neben regelmäßiger körperlicher Betätigung sollte man jeden Tag mindestens 1,5L Wasser und ungesüßte Getränke wie Tee zu sich nehmen. Mehr trinken ist aber eher besser als schlechter.

Die nachfolgenden Werte gelten für Erwachsene und müssen für Kinder ein wenig angepasst werden.
1 Portion ist bei Kindern in der Regel 1 Handvoll. Außer Gemüse, hier sind es 2.

Die vegane Ernährungspyramide

3 Portionen Gemüse (insg. ca. 400g) und 2 Portionen Obst (ca. 250g) sollten auf dem Teller landen.

3 Portionen (Vollkorn) Getreide sollte täglich zu sich genommen werden. Dies kann zum Beispiel in Form von Reis, Nudeln, Couscous oder Vollkornbrot sein.

1-3 Portionen Pflanzendrinks oder -Joghurts gehören außerdem zu dem täglichen Bedarf. Am besten sind hier die calciumangereicherten Alternativen, da diese den gleichen Calciumwert haben, wie die Kuhmilch.

1-2 Portionen (Je 1 Hand voll) Nüsse und Samen sollten im Essen landen oder als Snack zwischendurch gegessen werden. Bei Babys eignet sich es am besten in Form von gemahlenen Nüssen oder Nussmus.

1 Portion Hülsenfrüchte ist wichtig für die Deckung deines Proteinbedarfs und für die Eisenaufnahme. Zudem sind Hülsenfrüchte auch über das Protein und Eisen hinaus wahre Nährstoffbomben.

2-3 Portionen gesunde Fette in Form von Ölen oder z.B. Avocado. Sonnenblumenöl sollte möglichst gemieden werden, da hier das Verhältnis vom Omega-6-Fettsäuren zu Omega-3-Fettsäuren sehr unpassend ist.

Süßigkeiten, Softdrinks, Alkohol und sonstige Snacks sollten nie aus der Ernährung verbannt werden, sondern stehen an der Spitze der Pyramide und sollten als Ausnahme konsumiert werden. Nie in großen Mengen.

Generell spricht man bei der Zusammenstellung der Ernährung von dem 80/20 Prinzip. Dies besagt, dass man 80% gesunde Lebensmittel, welche vollwertig sind zu sich nehmen soll und 20% können auf Ersatzprodukte und als ungesund eingestuftes Essen entfallen.

Bedarf von Babys 4-12 Monate

NÄHRSTOFF	SUMME VON BEDARF
EPA/DHA in mg	250,0
Vitamin A in µg	400,0
Vitamin D in µg	10,0
Vitamin E in mg	4,0
Vitamin K in µg	10,0
Vitamin B1 in mg	4,0
Vitamin B2 in mg	4,0
Vitamin B3 in mg	5,0
Vitamin B6 in mg	3,0
Folat in µg	80,0
Vitamin B5 in mg	3,0
Vitamin B7 in µg	6,0
Vitamin B12 in µg	1,4
Vitamin C in mg	20,0
Natrium in mg	200,0
Chlorid in mg	450,0
Kalium in mg	600,0
Calcium in mg	330,0
Phosphor in mg	300,0
Magnesium in mg	80,0
Eisen in mg	8,0
Jod in µg	80,0
Fluorid in mg	0,5
Zink in mg	2,5
Selen in µg	15,0
Kupfer in mg	0,7
Mangan in mg	0,8
Chrom in µg	30,0
Molybdän in µg	30,0

Potenziell kritische Nährstoffe in der veganen Ernährung

Vitamin B12

Zink

Jod

Vitamin D

VItamin B2

Calcium

Selen

Protein

Eisen

Omega-3 Fettsäuren

Potenziell kritische Nährstoffe in der veganen Ernährung

Vitamin B12

- wichtig unter anderem für die Zellteilung, da es eine Rolle bei der Teilung der DNA spielt.
- wird von Mikroorganismen gebildet, welche wir über die Ernährung nicht aufnehmen, da diese ausschließlich in dem Boden vorkommen
- In tierischen Produkten ist oftmals nur Vitamin B12 enthalten, da dies dem Tierfutter bei-gemischt (supplementiert) wird.

Calcium

- Wichtig vor allem für die Mineralisation der Knochen und daher, vor allem im Wachstum ein enorm wichtiger Nährstoff

Vitamin D

- Wichtig für das Knochenwachstum, da es auch die Resorption von Calcium fördert und auch die Knochenbildung anregt
- Wird unter UV-Einstrahlung in der Haut gebildet

Jod

- Ist Bestandteil der Hormone, die in der Schilddrüse gebildet werden und daher essenziell für den Stoffwechsel
- beeinflusst das Wachstum

Selen

- Übernimmt eine Rolle bei dem Zellzyklus
- Einfluss auf das Immunsystem
- antioxidativ, d.h. es bindet freie Radikale im Körper

Potenziell kritische Nährstoffe in der veganen Ernährung

Vitamin B2

- wichtig für die
  - Energiegewinnung
  - Immunabwehr
  - Schutz der Nervenzellen
- Wichtig fürs Wachstum

Eisen

- beteiligt
  - am Transport und der Speicherung von Sauerstoff
  - bei der Energiegewinnung
- Cofaktor bei DNA-Synthese, Zellbildung, Blut-bildung

Zink

- wichtig im Stoffwechsel
  - unter anderem DNA-Syntehse, Makronähr-stoffstoffwechsel, Säure-Basen-Haushalt, Entgiftung von Alkohol
- Wichtig fürs Wachstum
- Unterstützt das Immunsystem und verringert die Erkältungsdauer

Omega-3 Fettsäuren

- wichtig für
  - die Zellmembranen, vor allem in Gehirn- und Nervenzellen
  - die Entwicklung der Augennetzhaut
  - das Gehirnwachstum (!!)
- wirken entzündungshemmend

Protein

- wichtig beim Aufbau und Erhalt von Muskelmasse
- Wichtig fürs Wachstum

Tipps zur Deckung der kritischen Nährstoffe

Vitamin B12

- Supplementierung zwingend erforderlich ab Beikoststart, solange die Mutter gut versorgt ist
- Sollte die stillende Mutter nicht gut versorgt sein, sollte diese ihre Supplementierung anpassen und das Baby sollte vor Beikoststart auch ein Supplement enhalten.
- Säuglingsmilch ist B12 zugesetzt, daher muss hier nicht vor Beginn der Beikost supplementiert werden.
- Oft sind Supplemente erst ab 4 Jahren zugelassen, Es handelt sich hierbei um eine rechtliche Absicherung. Meist sind die Produkte auch vorher geeignet.
- Am besten ein Supplement in Tropfen- oder Spray-Form

Calcium

- Man sollte auf angereicherte Produkte zurückgreifen z.B.
  - angereicherte Pflanzenmilch (ab 1 Jahr)
  - Joghurts (Ohne Zucker)
  - Calciumreiches Mineralwasser (vorzugsweise stilles Wasser)
- Bei den angereicherten Produkten ist der Calciumgehalt meist gleich dem des tierischen Pendants.

Vitamin D

- Dadurch, dass Kinder keiner direkten Sonneneinstrahlung ausgesetzt werden sollen - aufgrund des Risikos von Hautkrebs - sollte Vitamin D supplementiert werden.
- Dies gilt auch über das Kindesalter hinaus, vor allem in den Wintermonaten, da hier die Sonnenstrahlung in unseren Breitengraden nicht ausreicht.
- Auch bei Mischköstlern wird bis zum zweiten Frühsommer empfohlen zu Supplementieren auch zur Prophylaxe von Rachitis. Darüber hinaus kann es auch bei denen Sinn machen zu supplementieren.
- Rachitis ist eine Knochenerkrankung bei Kindern und Jugendlichen. Ausgelöst wird diese durch eine unzureichende Calciumversorgung bzw. Vitamin-D Mangel.

Tipps zur Deckung der kritischen Nährstoffe

Jod

- Pflanzen nehmen Jod aus dem Boden auf welchem sie wachsen auf.
- Deutschland ist Jod-Mangelgebiet, daher ist in den regionalen pflanzlichen Produkten wenig Jod vorhanden
- jodiertes Speisesalz ist eine gute Quelle
    - Jod ist hitzeempfindlich, erst zuletzt Salz hinzugeben, da ansonsten bis zu 98% des Jods unverfügbar gemacht wird.
    - Salz sollte jedoch nur in Maßen konsumiert werden und bei Babys weitestgehend vermieden werden.
- Algen stellen eine gute, aber unsichere Quelle dar, da der Jodgehalt stark schwanken kann und man auch schnell überdosieren kann.
    - Am besten sind hier Algen bei denen der Gehalt pro TL angegeben ist.
- Supplementierung kann sinnvoll sein, wenn nicht über Salz, Algen etc gedeckt werden kann.

Selen

- hier gilt beim Vorkommen ähnliches wie beim Jod
- Supplementierung sinnvoll, wenn es nicht über die Ernährung gedeckt werden kann
- Gute Quellen sind Paranüsse, welche jedoch teilweise kritisch gesehen werden, aufgrund dessen, dass sie auch Strahlung aus dem Boden aufnehmen und speichern. Auch bei den Paranüssen können die Gehalte stark variieren. Am Besten auch hier eine Paranuss wählen bei der der Gehalt an Selen angegeben ist.

Omega-3 Fettsäuren

- Vor allem in den Wachstumsphasen ist auf eine ausreichende Zufuhr von Omega-3 Fettsäuren zu achten
- Gute Quellen sind Lein-, Hanf- und Chiasamen, Walnüsse. & daraufs gewonnene Öle, sowie Mikroalgen
- Über die Nahrung ist im Veganismus die Deckung allein durch „normale“ Öle nicht möglich, weswegen auf eine Supplementierung mithilfe eines Algneöls zurückgegriffenwerden sollte.

Tipps zur Deckung der kritischen Nährstoffe

Eisen

- pflanzliches Eisen wird in der Regel vom Körper nicht so gut aufgenommen wie tierisches Eisen
- Hierdurch muss man mehr vom Eisen aufnehmen um genug zu resorbieren
- Gute Quellen sind Rote Linsen. hier ist die Aufnahme höher als bei anderen pflanzlichen Lebensmitteln
- Das Einweichen, Keimen oder Fermentieren von Lebensmitteln kann die Aufnahme den Eisens positiv beeinflussen, durch das Verringern von Phytaten und Oxalsäure.
- Zu den Mahlzeiten sollte auch Vitamin C aufgenommen werden, da dies die Eisenaufnahme verbessert.
- Vollkorngetreide und Pseudogetreide enthält auch viel Eisen (Dinkel, Hafer, Hirse, Amaranth, Quinoa)
- Der „Heilige Gral" der veganen Ernährung darf hier natürlich auch nicht fehlen: Hülsenfrüchte sind sehr eisenreich.

Zink

- Zink ist vor allem in Vollkorngetreide enthalten
- Auch Gute Quellen sind Pseudogetreide, Hülsenfrüchte und Nüsse & Samen
- Auch hier können Phytate und Oxalsäure die Aufnahme hemmen. Abhilfe schaffen auch hier die Prozesse des Einweichens, Fermentierens und Keimens.

Vitamin B2

- Gute Quellen sind Tempeh, Pilze, Mandeln, Hefeflocken, Vollkorngetreide, grünes Gemüse
- B2 ist lichtempfindlich und Vitamin B2-haltige Lebensmittel sollten daher am besten dunkel gelagert werden
- Als Wasserlösliches Vitamin kann B2 zum Großteil an das Wasser übergehen. Verluste kann man durch weiterverwenden des Kochwassers , z.B. als Soßengrundlage, verringern.

Tipps zur Deckung der kritischen Nährstoffe

Proteine

- Proteine sind in geringer Form in fast jedem Lebensmittel vorhanden.
- Die Bioverfügbarkeit pflanzlicher Proteine ist jedoch etwas geringer, als die tierischer Proteine
- Gute Quellen sind Hülsenfrüchte, Tofu, Tempeh, Linsen, Vollkorngetreide, Einige Gemüsesorten wie Spinat sowie Nüsse und Samen
- Um die Bioverfügbarkeit möglichst hoch zu halten, sollte man möglichst alle Aminosäuren an einem Tag zu sich nehmen. Dies passiert durch geschickte Kombination (Z.B. Vollkorngetreide mit Hülsenfrüchten)
- Bei Pflanzenmilch würde ich zu Soja- oder Erbsendrink greifen, da diese neben Calcium, auch einen wertvollen Teil zur Proteindeckung beitragen kann.

Worauf man im Allgemeinen achten sollte

Eisenreiche Mahlzeiten

Im Bauch der Mutter legen sich die Kinder einen Eisenspeicher an, um die ersten Monate ohne eisenreiche Kost auskommen zu können. Dieser Eisenspeicher ist ca. mit 6 Monaten soweit abgebaut, dass man durch eisenreiche Kost den Eisenbedarf decken muss.
Muttermilch enhält nicht genügend Eisen, um den Bedarf zu decken.
Mit der Beikost sollten also auch eisenreiche Mahlzeiten Einzug erhalten

Keine Salzzugabe in den Speisen der Kinder

Aufgrund dessen, dass die Nieren der Kleinen noch nicht ausgereift sind, sollte man die tägliche Zufuhr von Salz auf ein Minimum beschränken.
Mahlzeiten sollten komplett ohne zubereitet werden und auch bei gekauften Lebensmitteln sollte man den Salzgehalt im Blick behalten.

Zufuhrmaximum ist ca. 1g pro Tag

Verzicht auf Zucker und Zuckeralternativen

In den ersten ein bis zwei Lebensjahren sollte man soweit es geht auf Zucker und dessen Alternativen verzichten. Vielmehr sollte man auf die Süße aus Früchten setzen.
Die Babys haben noch einen natürlichen Geschmack, der nicht, wie unser Geschmack als Erwachsener, durch den vielen zugesetzen Zucker in allen möglichen Lebensmitteln abgestumpft ist.

Geht mal durch die Läden und schaut wo überall Zucker zugesetzt ist. Achtet auch darauf, dass Zucker viele Namen hat. (z.B. Gerstenmalzextrakt, Traubenzucker, Glukose, Sirup etc)

Wie sehr man abgestumpft ist kann man auch mit einem Selbstexperiment herausfinden. Zucker für eine bestimmte Zeit weg lassen und schauen wie sich der Geschmack verändert.

Worauf man im Allgemeinen achten sollte

Verzicht auf stark verarbeitete Ersatzprodukte

In stark verarbeiteten Produkten sind oftmals neben Konservierungsstoffen auch viel Salz und Zucker enthalten. Da diese jedoch gemieden werden sollen macht es sinn auch auf die verarbeiteten Produkte zu verzichten.
Die Kinder haben noch genug Zeit in ihrem Leben, in der sie solche Produkte konsumieren können, da kann man im ersten Jahr oder zwei darauf verzichten.

Kein Druck

Nirgends steht es geschrieben, dass bis zu einem bestimmten Zeitpunkt eine Mindestanzahl von Stillmahlzeiten ersetzt sein müssen.
Man sollte bei der Einführung der Beikost komplett ohne Druck vorgehen.
Einige Kinder essen gerne und dort geht die Beikosteinführung schneller/besser. Bei anderen Kindern dauert es etwas länger.
Und auch wenn die Form der Beikost nicht zu den Bedürfnissen des Kindes passt nicht verzagen. Entweder abwarten oder eine andere Form ausprobieren.

Viele Lebensmittel einführen zum Kennenlernen

Damit das Baby seinen Geschmackssinn trainieren und möglichst viel probieren kann, sollte möglichst viel angeboten werden.
Übrigens: Babys brauchen bis zu 20 Mal, bis sie entscheiden können, ob Ihnen etwas schmeckt oder nicht.

Beikostreifezeichen

Die Beikostreifezeichen sollten erfüllt sein. Wenn sie dies nicht sind, sollte man noch abwarten mit dem Beginn, auch wenn eventuell Druck vom Umfeld kommt, man solle doch nun endlich starten. Als Eltern weiß man es eben doch meistens besser.

Don'ts

Das Wichtigste:

Das Kind sollte niemals unbeaufsichtigt Speisen zu sich nehmen. Nicht im Säuglingsalter und auch nicht später im Kleinkindalter.
Kinder ersticken leise.
Wenn sie sich verschlucken, muss man anwesend sein um sofort handeln zu können.
Bei Unsicherheit bucht euch einen Erste-Hilfe Kurs für Kinder. Diese gibt es oft auch online als Video-Kurs den man absolvieren kann so wie einem die Zeit zur Verfügung steht.
Dieser hilft sehr Unsicherheiten zu bereinigen bzw. Zu wissen, was in solchen Situationen zu tun ist.

Einfluss Anderer

Man sollte sich nicht durch den Einfluss Anderer leiten lassen, vor allem nicht, wenn sie gleichaltrige Kinder haben. Jedes Kind ist anders und entwickelt sich unterschiedlich in seinem eigenen Tempo.
Nur weil eine Mama mit 4 Monaten mit der Beikost beginnt bedeutet das nicht, dass du etwas falsch machst wenn du erst mit 6 Monaten beginnst.
Dein Kind wird dir schon den richtigen Augenblick zeigen.

Vertraue deiner Intuition!

Beikostreifezeichen

Kopf kann selbstständig gehalten werden

Das Kind sollte in der Lage sein seinen Kopf komplett alleine halten zu können, ohne dass dieser gestützt werden muss. Ansonsten darf das Kind noch keine Nahrung zu sich nehmen, da es den Hals nicht für den Schluckvorgang aufrecht halten kann.

Interesse am Essen

Das Kind sollte bei den Mahlzeiten der Eltern ein Gewisses Interesse an dem Essen zeigen, z.B. indem es danach greift oder unruhig wird, nach dem Motto Haben-Will.

Mit Unterstützung sitzen

Da die Kinder im Sitzen essen sollen, um der Gefahr des Erstickens bei Verschlucken vorzubeugen, sollte das Kind bereits mit Unterstützung in der Lage sein zu sitzen.
Natürlich sollte das Kind erst alleine in seinem Sitz sitzen, wenn das Sitzen schon sicher ist.
Vorher ist der Schoß der Eltern der beste Platz.

Zungenstreckreflex weitestgehend verschwunden

Dieser Reflex ist in der Anfangszeit überlebenswichtig. Alles was nicht in den Mund gehört drückt die Zunge sofort wieder raus.
Deshalb haben einige Babys am Anfang auch Probleme mit dem Schnuller und spucken diesen immer wieder aus.
Bevor die Beikost eingeführt wird, sollte dieser Reflex so gut es geht verschwunden sein.
Bei den meisten Kindern kann man dies testen, indem man einen Löffel an die Unterlippe hält. Kommt sofort die Zunge raus bzw. an die Lippen, dann ist der Reflex noch stark ausgeprägt.

Beikostreifezeichen

Kann die Hand zum Mund führen

Wenn das Kind die Hand zum Mund führen kann, kann es nämlich auch Essen zum Mund führen.
Vor allem wenn man keine klassische Breikost machen will ist dieses Anzeichen sehr wichtig, da eine Einführung vorher keinen Sinn macht.

Dies ist ein untrügerisches Zeichen, dass das Kind für die Beikost bereit ist: Das Kind mopst Essen vom Teller der Eltern und steckt es in den Mund.

Kein Anzeichen für Beikoststart

Nächtliches Aufwachen

Babys haben einen erhöhten Bedarf an Nahrungszufuhr. Deswegen wachen sie oftmals auch in der Nacht auf.
Auch wenn sie manchmal keinen Hunger haben, kann es sein, dass ein Baby in der Nacht wach wird. Dies tut es um sein Sicherheitsbedürfnis zu stillen. Es „schaut nur eben nach" ob noch alle da sind und es in Sicherheit ist.

Schmatzgeräusche oder Kaubewegungen

Babys ahmen nach was die Eltern machen. Wenn diese also am Tisch sitzen und kauen/schmatzen, dann macht das Kind es auch.
Erstens um zu lernen, wie es geht und zweitens weil es auch denkt, das gehört dazu wenn man am Tisch sitzt.

Verlangsamte Gewichtszunahme

Ab einem bestimmten Alter wird ganz natürlich die Gewichtszunahme verlangsamt. Dies hat nichts damit zu tun, dass die „Milch nicht mehr reicht" wie es vielen Müttern eingeredet wird.
Ganz im Gegenteil: Die Milch enthält sehr viel mehr Nährstoffe pro Einheit, als jedes andere Lebensmittel hat.

Beim Essen zusehen

Babys lernen durch Zusehen. Natürlich beobachtet einen das Kind beim Essen und auch schaut es oftmals der Hand hinterher, wenn die vom Teller zum Mund geht.
Solange das Kind einem aber das Essen nicht abnimmt oder dies versucht, kann man das Kind einen weiter beobachten lassen und auf die Erfüllung der Beikostreifezeichen warten.

Zu meidende Lebensmittel

Zu viel Salz / scharfe Gewürze

Salz belastet die noch nicht ausgereiften Nieren der kleinen Kinder.
Auch nach dem ersten Geburtstag sollte man auf eine moderate Menge geachtet werden.
Zu viel scharfe Gewürze können das Wundsein fördern.

Stark gebratene, gegrillte, frittierte Lebensmittel

Zu viel Fett oder auch bei der Zubereitung entstehende unverträgliche Röststoffe können zu Durchfall oder Übelkeit führen.
Lieber ohne Fett zubereiten und den Backofen bzw eine Heißluftfritteuse nutzen.

Nüsse, Bonbons, kleine harte Früchte

Es besteht ein erhöhtes Risiko des Einatmens und damit des Erstickens.
Nüsse lieber in Form von Mus oder gemahlen anbieten.
Kleine, feste Obstsorten lieber klein schneiden (halbieren oder vierteln).

Honig /Ahornsirup

Es können Bakterien enthalten sein, welche Botulismus hervorrufen können.
Durch die Erhitzung können diese unschädlich gemacht werden.
Süßungsmittel sollten aber in dem ersten Jahr generell gemieden werden.

Zucker und andere Süßungsmittel

Im ersten Lebensjahr und auch im zweiten werden die Geschmacknerven für das gesamte Leben geprägt.
Zudem gibt es eine evolutionär bedingte Vorliebe für Süßes.
Lieber im ersten Jahr auf die natürliche Süße aus Früchten setzen.

Arten von Beikost

Es gibt verschiedene Arten die Babys Essen kennen lernen zu lassen.

Die wohl bekannteste Form ist der Brei. Diese Form ist am Weitestens bekannt, aber es gibt noch andere Arten der Beikosteinführung.

Zudem gibt es zwei andere Arten, welche sich auf dem Vormarsch befinden und immer bekannter und beliebter werden:

-Breifrei
-BLW

Bei allen Arten gilt, dass es hauptsächlich bei dem Kind um das Ausprobieren geht. Kein Kind wird zum Essen gezwungen oder isst etwas was es nicht essen möchte, sondern das und entscheidest selbst was und wie viel es essen möchte.

Wie schmeckt was?
Welche verschiedene Konsistenzen gibt es?

Breikost

Einführung der Breikost

Der Gemüse-Kartoffel-Mittagsbrei

Bei der Breikost wird in der Regel zuerst ein Gemüse-Kartoffel-Fleisch-Brei eingeführt. Dies passiert mittags und langsam.
Man beginnt mit dem Gemüsebrei und nur wenigen Löffeln. Nach dem Erwärmen oder Kochen wird dann eine kleine Menge Rapsöl hinzugefügt. Dies führt dazu, dass der Nahrungsbrei besser den Darm passieren kann und auch die fettlöslichen Vitamine besser aufgenommen werden können.
Sobald einen nennenswerte Menge (ca. 50g) gegessen wird, wird im Verhältnis 2:1 (Gemüse:Kartoffel) Kartoffel hinzugefügt.
Danach fügt man laut dem klassischen Plan Fleisch hinzu.
Dies will man in der veganen Ernährung in der Regel nicht. Stattdessen kann man Hülsenfrüchte und oder Haferflocken hinzufügen. Beide enthalten viel Eisen und die Hülsenfrüchte dazu auch noch viele Proteine und andere Nährstoffe.

Der Nachmittagsbrei

Nachdem sich die Verdauung des Kindes an die neue Nahrung gewöhnt hat und das Kind auch eine moderate Menge am Mittag verspeist, wird in der Regel mit dem Nachmittagsbrei begonnen.

Dafür eignet sich ein eisenreicher Hafer- oder Hirsebrei mit ein wenig Obstmus untergemischt für die Bessere Eisenaufnahme durch das Vitamin C.

Man kann natürlich auch mit diesem Brei oder einem anderen der Nachfolgenden beginnen.

Alles muss zu der Familie und in dessen Zeitplan passen.

Breikost

Der Abend- oder Frühstücksbrei

Nach dem Einführen des Nachmittagsbreis geht es laut Planmit dem Brei am Morgen oder Abend weiter.

Hier wird ein Getreide-Brei Empfohlen. Der entweder mit Milch, Wasser oder Pre-Nahrung/Muttermilch angerührt werden kann.

Ich empfehle hier einen Löffel Obstmus zur besseren Eisenaufnahme aus dem Getreide.
Zudem sollte ein Vollkorn-Getreide genutzt werden, da dies sehr viel mehr Nährstoffe enthält als Auszugsgetreide.

Das zweite Frühstück

Da der kleine Magen der Säuglinge noch nicht viel Nahrung fassen kann, haben die kleinen Erdenbewohner auch schnell wieder Hunger.
Daher empfiehlt es sich ein zweites Frühstück anzubieten.
Hier wird ein Obst-Getreidebrei empfohlen oder ein Joghurt mit Getreide und Obst.
Oftmals findet die Einführung dieses Breis jedoch später statt und daher ist das Baby oftmals schon in der Lage etwas wie Brot zu sich zu nehmen.

Breikost

Vorteile

- Man hat eine Kontrolle was das Kind in welchen Mengen isst
  - Dadurch, dass man das Essen püriert und verfüttert, weiß man in etwa welche Mengen von was das Kind zu sich genommen hat und hat eine besser Kontrolle über die Nährstoffaufnahme.

- Relativ schneller Ersatz von Milchmahlzeiten
  - Da das Kind nicht selbst lernen muss zu essen, kann es schneller größere Mengen aufnehmen, was dazu führt, dass der Magen mehr gefüllt ist. Dann trinkt das Kind weniger Milch, da es schneller satt ist.

Nachteile

- Man muss das Kind jedes mal füttern
  - Bei jeder Mahlzeit ist man gezwungen sein Kind zu füttern. Dies bedeutet, dass man entweder kaum zusammen essen kann, oder das Kind zu anderen Zeiten isst, als man selbst

- Es muss extra gekocht werden
  - Außer man selbst isst gerade gedünstetes Gemüse oder Porridge muss man das Essen für das Kind extra kochen.

Breifrei

Beim Breifrei wird bei dem Kind die Beikost nicht in Form von Brei eingeführt, sondern für das Kind werden verschiedene Speisen gekocht und gebacken, welche es Essen kann.

Bei diesen Speisen handelt es sich nicht um Dinge die am Familientisch gereicht werden, sondern andere Dinge.
Der Übergang zu BLW ist jedoch fließend und nicht klar definiert.
Man könnte auch sagen, dass BLW eine Form von Breifrei ist.

Klassische Speisen im Breifrei sind z.B.

- Waffeln
- Pancakes
- Apfeltaschen
- Schnitten
- Bratlinge

und etliches mehr.

Weiter hinten im Workbook findest du Beispielrezepte, die bei uns gut ankamen.

Natürlich kann das Kind zu Beginn oftmals nicht so gut kauen und es landet zudem nicht viel Nahrung im Bauch. Hier ist es wichtig sich immer wieder vor Augen zu führen: Es handelt sich um BEI-Kost und nicht um STATT-Kost. Es müssen nicht zu einem bestimmten Zeitpunkt eine bestimmte Anzahl an Milchmahlzeiten ersetzt werden.

Mit der Zeit würgt das Kind weniger und mehr landet im Bauch.
Zu Beginn kann es oft zum Würgreflex kommen.
Wenn du hier unsicher bist bitte absolviere einen Erste-Hilfe-Kurs für Kinder, damit du weißt wie du handeln musst, im Falle des Falles.

Breifrei

Auch bei "Breifrei" sollte es eisenreich zugehen.
Dies gelingt durch das Verwenden von Vollkorngetreide und auch in Form von Hülsenfrüchten.
Meine Favoriten sind hier Vollkornmehle zum Backen und Rote Linsen zum Kochen und Backen.

Durch Ihren milden Geschmack lassen sich Rote Linsen in fast jeder Speise einarbeiten.
Neben Deftigem auch in Speisen wie: Pfannkuchen & Pancakes, Waffeln.

Rezepte dazu findest du in diesem Buch weiter hinten.

Vorteile

- Baby kann verschiedene Texturen kennenlernen
    - Durch das selbst essen lernt das Baby die verschiedenen Texturen der Lebensmittel kennen. Oftmals sieht man schnell eien Vorliebe, die sich aber noch sehr oft ändern wird.

Nachteile

- Kein Einfluss darauf wie viel wovon das Baby isst
    - Man selbst kann nur das Angebot bestimmen. Was davon gegessen wird ist dem Baby überlassen. Daher hat man auf die Nährstoffaufnahme keinen Einfluss bzw kann es nicht genau nachvollziehen.
- Zusätzliches Kochen/Backen der Speisen
- Abstillen dauert länger
    - In der Regel dauert der Ersatz einer Milchmahlzeit länger, als bei der Breikost.

BLW

Baby-Lead-Weaning

Frei übersetzt bedeutet dies die durch das Kind geleitete Entwöhnung der Brust.
Das Kind bestimmt das Tempo und auch das endgültige Ende der Stillbeziehung.

Beim BLW wird dem Kind vom Familientisch angeboten.
Es bekommt also Das was alle Essen.
Natürlich in einer Baby-Gerechten Form:

- Ohne Salz
- Ohne Zucker
- Beeren und Trauben sind halbiert oder geviertelt
- Große Hülsenfrüchte sind halbiert
- Keine Nüsse
- Nichts was das Kind nicht kauen kann bzw daran ersticken kann
- Nicht allzu stark & scharf gewürzt
- kein Alkohol (Auch nicht abgekocht in der Soße. Ein gewisser Restgehalt bleibt immer)

Geeignet für diese Ernährungsform sind alle Speisen.

Natürlich sollte man hier auch daruaf achten, dass das Kind Fähig ist die Speisen zu essen.

- Zu Beginn eher Dinge anbieten, welche Finger-größe habe
- Gut gehen auch Dinge wie Spiralnudeln, Spaghetti lieber etwas später erst anbieten, wenn z.B. die Gabel schon einigermaßen beherrscht wird
- Man kann auch einen vorgefüllten Löffel dem Kind anbieten zum Selbstessen
- Sobald der Pinzettengriff beherrscht wird kann alles gegessen werden, was das Kind greifen kann, mit Ausnahme von Nüssen und einigen Obstsorten.

BLW

Vorteile

- Baby kann verschiedene Texturen kennenlernen
  - Durch das Selbstessen lernt das Baby die verschiedenen Texturen der Lebensmittel kennen. Oftmals sieht man schnell eine Vorliebe, die sich aber noch sehr oft ändern wird.

- Es muss nicht zusätzlich gekocht werden
  - Das Prinzip des BLW ermöglicht es, dass man für das Baby nicht zusätzlich etwas kochen muss, sondern es bei dem mit isst was auf den Tisch kommt. Das spart Zeit im Alltag.

- Baby entscheidet was es isst
  - Das Baby lernt schon früh für sich zu entscheiden und was es möchte bzw. nicht möchte. Es kann die Selbstständigkeit fördern.

Nachteile

- Kein Einfluss darauf wie viel wovon das Baby isst
  - Man selbst kann nur das Angebot bestimmen. Was davon gegessen wird ist dem Baby überlassen. Daher hat man auf die Nährstoffaufnahme keinen Einfluss bzw. kann es nicht genau nachvollziehen.

- Abstillen dauert länger
  - In der Regel dauert der Ersatz einer Milchmahlzeit länger, als bei der Breikost.

Meine Persönlichen Tipps und Erfahrungen

Wir haben bei beiden Kindern eine Mischung aus BLW, Breifrei und Brei gemacht.
Mittags und Nachmittags haben wir Brei angeboten bzw. hier mit der Einführung von Beikost begonnen.
Nachdem beide Kinder sich an den Brei gewöhnt hatten haben wir zu den restlichen Mahlzeiten eine Mischung aus Finger Food, in Form von Gemüsesticks, und BLW angeboten

Dann habe ich angefangen und habe Breifrei-Rezepte gekocht/-backen, damit ich auch für die Zwischenmahlzeiten was habe, wo wir nicht zwingend auch etwas essen.

Ab einem bestimmten Zeitpunkt haben beide unsere Kinder den Brei-Löffel abgelehnt und wollten lieber selbst essen. Dies haben wir akzeptiert und die Kinder haben fortan bei uns am Tisch mitgegessen.
Ausnahmen sind hier bis heute die Zwischenmahlzeiten.

Der Kleine bekommt ab und an nochmal einen Brei angeboten, aber die meisten Mahlzeiten werden selbst gegessen. Meist wird ein Brei auch nur aus Zeitmangel angeboten. Wir greifen hierfür gerne auf eine vegane Linsenbolognese zurück.

Wir bestimmen dabei das Angebot und er die Nachfrage. Alles ohne Stress. Sie essen schon so viel wie sie möchten wir müssen den Vorgang nicht beschleunigen.

Meine Persönlichen Tipps und Erfahrungen

Insgesamt muss die Einführung der Beikost auf das Kind abgestimmt sein. Nicht jedes Kind kommt mit dem Wechsel zwischen füttern und selbst Essen oder auch zwischen Brei und Festem klar.

Ganz klar kann man hier sagen probieren geht über studieren. Schaut mit eurem Kind zusammen was es am liebsten mag. Kein Zwang.

Bei Breikost kann man das Gemüse vorkochen, in Eiswürfelformen einfrieren und sobald sie dort eingefroren sind in Gefrierbeutel umfüllen. Bei Bedarf kann man sie dann auftauen und entsprechend erwärmen.
Genauso kann man es auch mit Obstmus und Hülsenfrüchten machen.
Oder man friert in Gläschen die fertigen Portionen ein.
Im Kühlschrank sollte man den Brei maximal 2 Tage aufbewahren.

Übrigens lassen sich Obstmuse auch super in kleinen Eisformen für die Kleinsten einfrieren für heiße Tage. Dann haben die Kinder auch Eis und es ist nicht mit Zucker vollgepackt.

Breifrei lässt sich auch einiges vorbereiten und einfrieren. Pancakes und Waffeln sind dafür super geeignet und lassen sich im Toaster bei Bedarf super auftauen.

Bei BLW einfach am Tisch für die Erwachsenen nachwürzen. Auf unserem Tisch steht seitdem immer Salz und Pfeffer.
Jedoch kann ich auch berichten, dass bei mir persönlich der Bedarf an Salz gesunken ist und meine Geschmacksnerven sich verändert haben. Oftmals würze ich, wenn überhaupt, nur wenig nach.

Mit Einführung der Beikost auch Wasser anbieten (Spätestens mit der 3ten Mahlzeit).
Wir haben hierfür mit einem Schnapsglas angefangen.
Kind 2 war jedoch so ein Vieltrinker, dass wir dort schnell zu einem Trinklernbecher übergegangen sind. Es ist einfacher, so kann er immer zugreifen, wenn er möchte und die Flasche ist immer mit dabei.
Ab einem gewissen Alter macht es Sinn den Kindern trinken in einem Becher anzubieten. So können sie es lernen. Seid jedoch bereit einiges an Wasser vom Boden zu wischen. Und euer Kind wird sehr oft nass werden. Aber: Es ist nur Wasser.

Rezepte

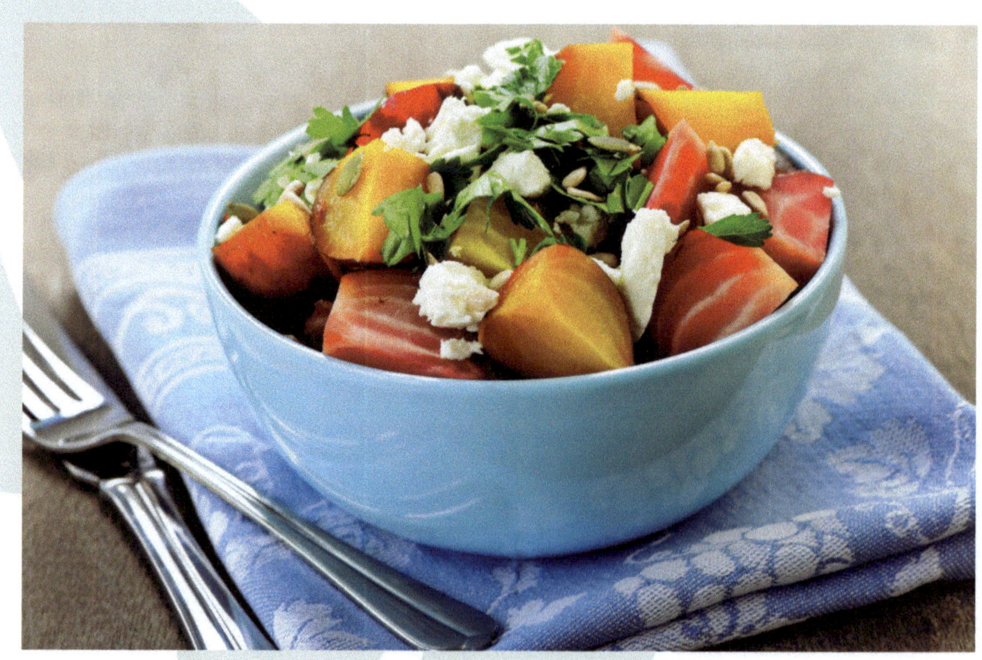

Gemüse-Kartoffel Brei mit Eisenbeilage

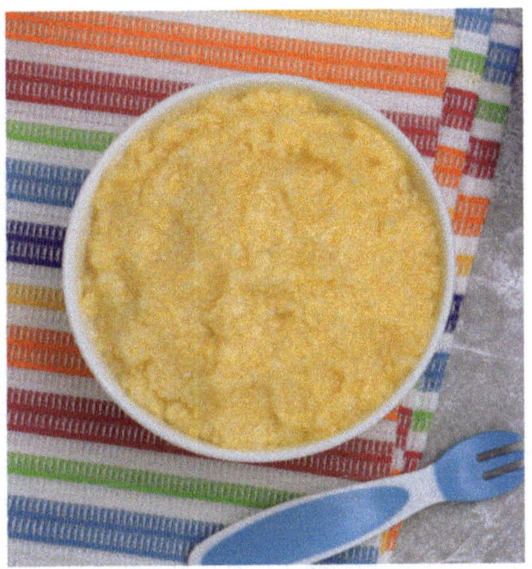

100g Gemüse
50g Kartoffeln
30g Hülsenfrüchte

Kochen und pürieren

1 TL Rapsöl in den fertigen Brei geben.

Tipps:

- Etwas Obstmus als Nachtisch oder Saft in den Brei geben
- Statt Kartoffeln kann man auch Nudeln, Reis oder anderes Getreide(flocken) nehmen.

Getreide-Milch-Brei

200 ml Muttermilch oder Pre-Nahrung
20g Getreide(flocken) oder Grieß
2EL Obstmus

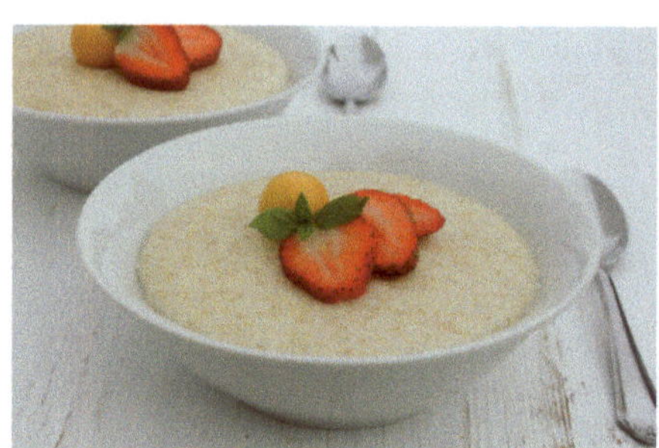

Nach Anleitung den Grieß zubereiten oder die Flocken in der Muttermilch kochen bis schön weich.

Obstmus hinzugeben.

Tipps:

- Später kann man Pre-Nahrung/Muttermilch auch durch Pflanzenmilch ersetzen (Soja-/ Erbsenmilch)
- Ich habe hier gerne auf die Packungen aus der Baby-Abteilung zurückgegriffen. Diese lassen sich super schnell zubereiten, da sie schnell "schmelzen" und beinhalten nur das reine Vollkorngetreide.

Obst-Getreide-Brei

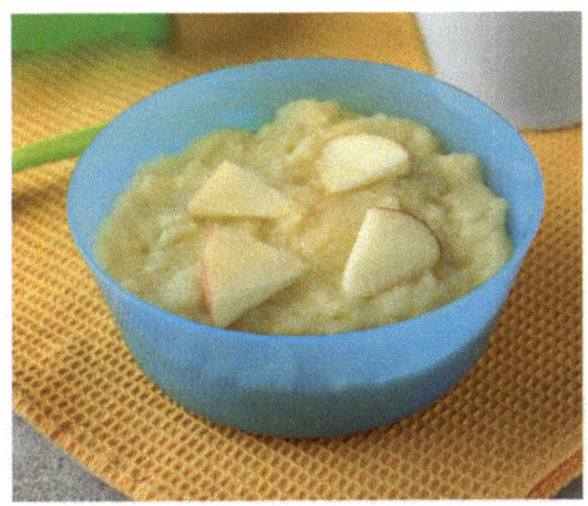

90ml Wasser
20g Getreide(flocken)/Grieß
100g Obstmus
1TL Öl

Getreide zusammen mit dem Wasser aufkochen & ca. 3 min kochen lassen.

Vom Herd nehmen und das Obstmus und ggf. das Öl einrühren. Durch das Öl wird meist besser verdaut und auch die Vitamin E,D,K und A in Lebensmitteln besser aufgenommen.

Tipp:

- Zusätzlich Nussmus hinzugeben für die Nährstoffe und Fette
- Hirse ist sehr Eisenreich

Apfel-Hafer-Cookies

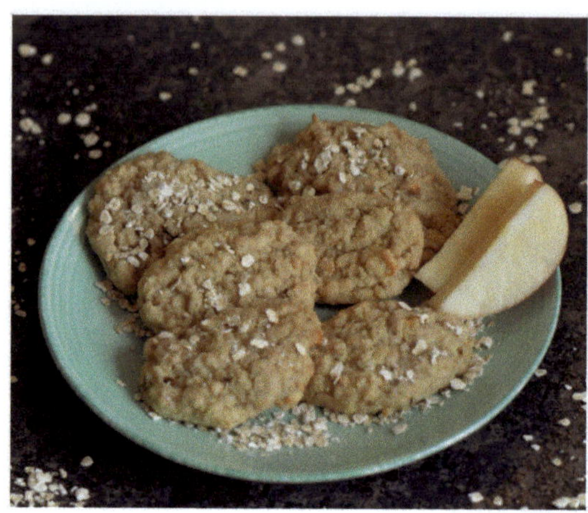

2 EL Haferflocken
2 EL Hirseflocken
Etwas Pflanzenmilch
2 EL Pflanzenjoghurt
1 TL Backpulver
1 Banane
Vanille
1 Apfel geschält und klein gewürfelt

Alles vermengen und bei 180°C für ca. 15 Minuten in den Ofen

Tipp:

- Hier kann man die Masse über Nacht im Kühlschrank aufbewahren und erst am nächsten Tag die Äpfel einrühren. Dann wird das Eisen besser verfügbar.

Walnusspancakes

1 EL gemahlene Walnüsse
2 EL Haferflocken
2 EL Hirseflocken
1 EL Dinkelvollkornmehl
1 Banane
Vanille
Pflanzenmilch mit Calcium angereichert
1 TL Backpulver

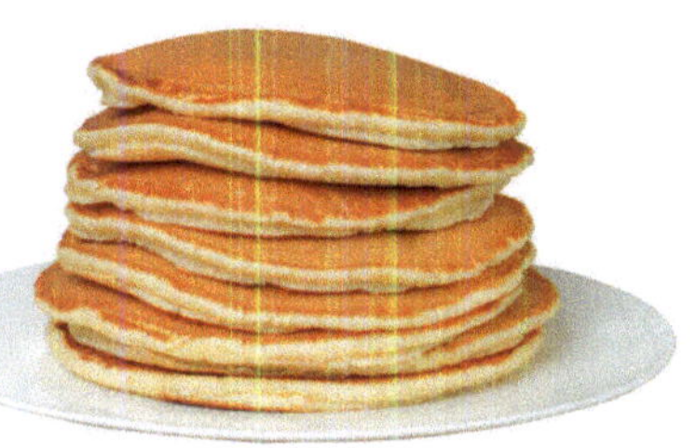

Alles vermischen bis es eine breiige Konsistenz hat. In eine beschichtete Pfanne geben. Von beiden Seiten anbraten. Fertig!

Tipp:

- Die Masse über Nacht in den Kühlschrank stellen. Dies macht das Eisen besser verfügbar.

Gemüsewaffeln

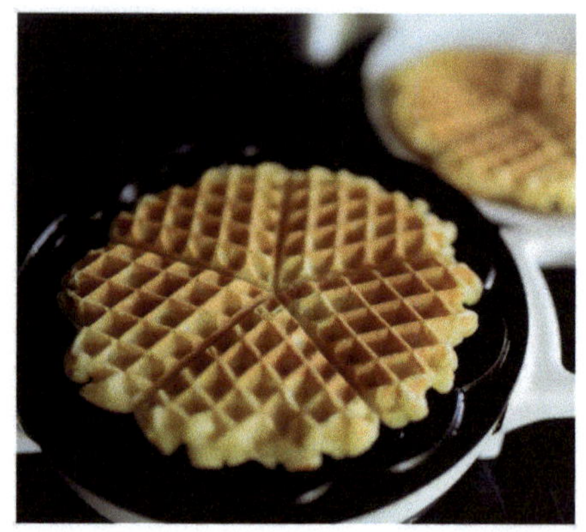

5 EL Flocken
3 EL Dinkelvollkornmehl
1 TL Backpulver
½ Zucchini fein geraspelt
Pflanzenmilch
kräftiger Schuss Pflanzenöl

Teig sollte eine relativ flüssige Konsistenz haben. Dann im Waffeleisen ausbacken.

Tipp:

- Später kann man die Zucchini schälen, sollte man ein wählerisches Kind haben
- Für die Bindung kann man auch eine zermatschte Banane hinzugeben. Diese gibt auch noch einmal Süße in die Waffeln.
- Ich nutze Kokosöl zum einfetten. Hilft manchmal nur bedingt.

Chili sin Carne

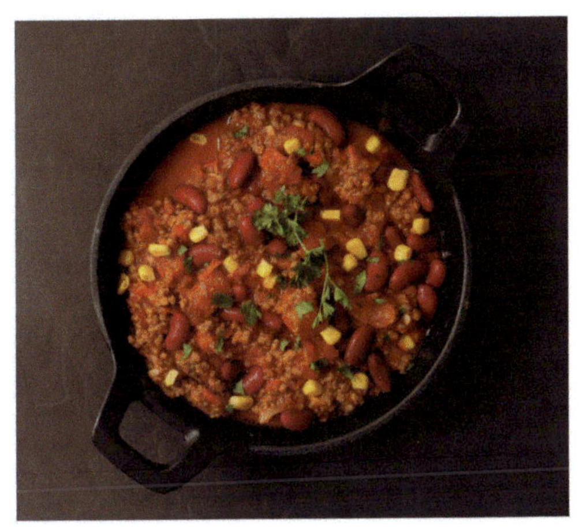

Zutaten:

1 rote Paprika
1 Zwiebel
3 Knoblauchzehen
1 Dose Mais
1 Dose Bohnen nach Wahl
1 Dose gehackte Tomaten
1 Dose passierte Tomaten
50g Sojagranulat
Pfeffer
1 TL Kreuzkümmel gemahlen
1 TL Paprika geräuchert
1 TL Paprika edelsüß
1EL Tomatenmark
2 TL frische oder 1 TL getrocknete Petersilie

Zubereitung:

1. Zwiebeln, Paprika, Knoblauch klein würfeln.
2. Sojagranulat nach Anleitung zubereiten (Tipp: nutze Gemüsebrühe statt Wasser)
3. Öl im Topf erhitzen und die Zwiebel hinzufügen. Glasig anbraten.
4. Knoblauch, Gewürze und Tomatenmark hinzugeben und kurz anrösten.
5. Sojachunks hinzugeben und anbraten.
6. Paprika hinzugeben und kurz anbraten.
7. Flüssigkeiten, Mais und Bohnen hinzugeben und das Ganze ca 30-60 min köcheln lassen.

Linsenbolognese

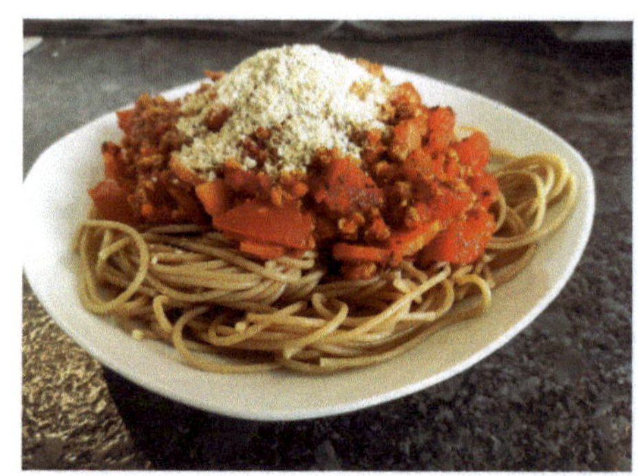

100g ungekochte Linsen
500g passierte Tomaten
1 Zwiebel
1 Knoblauchzehe
1 TL Paprikapulver
2 TL italienische Kräuter
1 EL Tomatenmark
1 TL salzfreie Gemüsebrühe
Pfeffer
etwas Wasser

Zubereitung:

1. Zwiebeln in Öl glasig braten
2. Tomatenmark und Gewürze (bis auf die Gemüsebrühe) hinzugeben und kurz rösten.
3. Dann die passierten Tomaten und Linsen hinzugeben.
4. Etwas Wasser dazu geben und das Ganze 10-15 Minuten kochen.
5. ggf. Immer wieder Wasser hinzugeben, damit die Soße nicht zu fest wird.

Wenn man möchte kann man auch Staudensellerie und Möhren klein schneiden und mit in der Soße kochen.
Die oben angegeben Version ist die Schnellversion.

One-Pot Pasta mit Gemüse und Bohnen

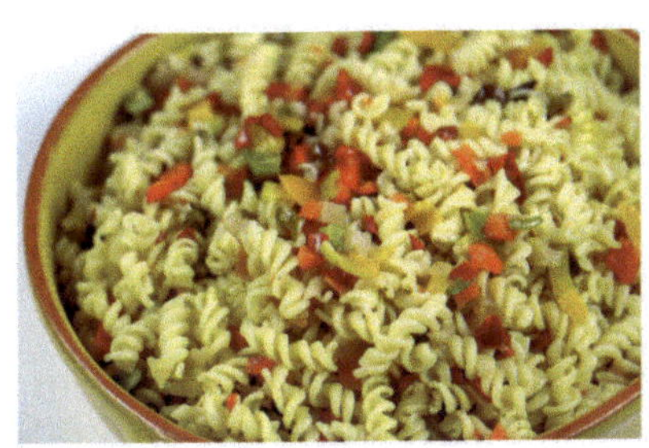

250g ungekochte Nudeln
500g passierte Tomaten
1 Zucchini
1 rote Paprika
1/2 Brokkoli
1/2 Dose Mais
1 Dose Bohnen nach belieben
2 EL Tomatenmark
Pfeffer
2 TL Paprikapulver
1 EL ital. Kräuter
1 Knoblauchzehe
1 Zwiebel
500ml Wasser

Zubereitung:

1. Zwiebeln in Öl glasig braten
2. Knoblauch, Gewürze und Tomatenmark hinzugeben und kurz anrösten
3. Zucchini und Paprika hinzugeben und kurz anbraten
4. Dann Nudeln, Brokkoli, Mais und Bohnen hinzugeben und mit den passierten Tomaten und dem Wasser übergießen.
5. Zum kochen bringen und ca. 12 MInuten köcheln lassen.

Konflikte mit Außenstehenden

Spätestens wenn man über die Ernährung eines Kindes bestimmt und sich entscheidet, dass dieser Vegan ernährt werden soll, gibt es einige Stimmen die laut werden und Kritik üben.

Das kann verschiedene Gründe haben:

- Unwissenheit gegenüber dem wie man sich vegan ernährt oder auch, dass man vegan (fast) alle Nährstoffe abdecken kann.
- Sorge. Derjenige möchte nur dein Bestes und äußert dieses, manchmal auch in Form von Kritik
- Hetze durch die Medien, auf dessen „Zug„ man aufspringt
- Auch wenn das nicht deine Intention ist, gibt es viele Menschen, die sich in Ihrer Form der Ernährung angegriffen fühlen.

Für dich gilt es mit dieser Kritik umgehen zu können. In erster Linie musst du dich in deinem Wissen sicher fühlen und dich nicht von Außenstehenden verunsichern lassen.
Oftmals hilft es auch sich sein Warum immer wieder vor Augen zu führen.

Umgang mit den Formen der Kritik

Sorge

Der Umgang mit dieser Form der Kritik ist meistens die Einfachste.
Wichtig ist, dass die Kritik aus Sorge nicht durch sich verhärtende Fronten in eine andere Form der Kritik abrutscht.

Zuallererst sollte man versuchen demjenigen die Angst zu nehmen.

Sätze wie

„Ich weiß du sorgst dich um XY. Ich möchte dich dort gerne beruhigen. Ich habe mich umfangreich informiert und mich weitergebildet, um die Ernährung von XY optimal zu gestalten und vegan möglich zu machen. Ich weiß worauf ich achten muss."

Können dort helfen und Abhilfe schaffen.

Wie viele Infos über die Ernährung und Nährstoffe man gibt, ist natürlich abhängig von dem Interesse des Gegenüber.

Einige sind mit der Tatsache, dass man sich damit auseinandergesetzt hat zufrieden, andere möchten es gerne genauer wissen.

Umgang mit den Formen der Kritik

Unwissenheit

Diese Form der Kritik kommt oftmals nicht allein.
Meist ist sie gepaart, entweder mit der Sorge oder mit der Medialen „Hetze".

Oftmals wollen Menschen die diese Kritik üben einige Informationen zu der Ernährungsform haben und denen kann man einige, meist wenige, Infos an die Hand geben.

Kommt es gepaart mit der „Hetze" ist es ein wenig schwieriger, da man diese zuerst entkräftigen muss.

Mediale „Hetze"

Es gibt einige Zeitungen die die Angewohnheit haben eine sehr hetzerische Schlagzeile zu haben.

Wenn nun die Kritiker, denen ihr gegenübersteht , diesen Artikel in der Zeitung nicht komplett und auch nicht wertfrei lesen, kommt es vor, dass das Einzige, was sie sich merken, die Schlagzeile ist.

Z.B. „Eltern ernährten 18 Monate alten Sohn vegan – tot"

Hier wird von der Schlagzeile her suggeriert, dass das Kind aufgrund der veganen Ernährung Tot ist.

Die Fakten zu diesen Fall:
- Das Kind hatte lange Zeit keine Nahrung erhalten
- Das Kind wurde roh vegan ernährt ohne Supplementierung von B12

Hier sieht man, wenn man nur die Überschrift liest, denkt man es liegt an der veganen Ernährung, jedoch liegt es daran, dass die Eltern das Kind nicht mit ausreichend Nährstoffen versorgt haben und das Kind schwer vernachlässigt haben.

Umgang mit den Formen der Kritik

Es gibt viele solche Berichterstattungen.

Wenn jemand nun eine solche Kritik an einem übt, ist es wichtig eventuell den Fall zu kennen und denjenigen über die genaue Faktenlage aufzuklären.

Nun gibt es zwei Auswege:
Entweder versteht dein Gegenüber, dass er nur die Halbwahrheit kannte oder er versteift sich in seiner Meinung.

Manchmal ist dann der einzige Weg aus dieser Situation der Abbruch.

„Ich habe mich ausreichend zu dem Thema informiert und werde mein Kind nicht Mangelernähren.
Wenn du denkst, dass es gefährlich ist mein Kind so zu ernähren und du meine Erklärungen nicht annehmen kannst, dann, tut es mir Leid, gibt es keinen vernünftigen Ausweg aus dieser Diskussion. Wir werden nicht auf einen Nenner kommen."

Gefühl von Angriff

Auch wenn wir das meistens nicht als Intention haben, fühlen sich manche Leute in Ihrer eigenen Ernährung angegriffen.
Manchmal weil sie wissen, dass das was mit den Tieren passiert nicht so ganz richtig ist, oder sie doch ein schlechtes Gewissen haben, weil Tiere für sie sterben müssen.
Es gibt aber auch Fälle, da weiß man nicht wieso die sich angegriffen fühlen.

In solchen Situationen, wo sich dein Gegenüber angegriffen fühlt, aus welchem Grund auch immer, gibt es eigentlich nur die Möglichkeit zu sagen, dass man niemanden verurteilt oder zu etwas zwingen möchte. Jeder solle seine eigene Entscheidung fällen.

Sollte dann immer noch kritisiert werden, so hat man oftmals nur noch die Möglichkeit das Gespräch abzubrechen.

Je nachdem wie man mit der Person verbleiben will, kann man die Form des Abbruchs bestimmen.

Einweichen und Keimen

Überall hört man von den Vorzügen vom Einweichen. Doch wie geht das und was sollte ich beachten?

Hier eine allgemeine Tabelle:

Nüsse:

- Macadamianüsse (Einweichzeit: 4 Stunden)
- Paranüsse (Einweichzeit: 6 Stunden)
- Cashewkerne (Einweichzeit: 6 Stunden)
- Walnüsse (Einweichzeit: 6 Stunden)
- Haselnüsse (Einweichzeit: 8 Stunden)
- Erdnüsse (Einweichzeit: 8 Stunden)
- Pekannüsse (Einweichzeit: 8 Stunden)
- Mandeln (Einweichzeit: 8 Stunden)
- Sonnenblumenkerne (Einweichzeit: 6-8 Stunden, Keimdauer: 1-2 Tage)
- Kürbiskerne (Einweichzeit: 12 Stunden, Keimdauer: 3-5 Tage)

Hülsenfrüchte:

- Erbsen (Einweichzeit: 12 Stunden, Keimdauer: 3-4 Tage)
- Kichererbsen (Einweichzeit: 12 Stunden, Keimdauer: 3-4 Tage)
- Kidneybohnen (Einweichzeit: 12 Stunden, Keimdauer: 3-4 Tage)
- Linsen (Einweichzeit: 12 Stunden, Keimdauer 3-4 Tage)
- Schwarze Bohnen (Einweichzeit: 12 Stunden, Keimdauer: 3-4 Tage)
- Sojabohnen (Einweichzeit: 12 Stunden, Keimdauer: 3-4 Tage)

Getreide:

- Quinoa (Einweichzeit: 3-4 Stunden, Keimdauer: 2-3 Tage)
- Amaranth (Einweichzeit: 6-8 Stunden, Keimdauer: 2-3 Tage)
- Buchweizen (Einweichzeit: 6-8 Stunden, Keimdauer: 2-3 Tage)
- Dinkel (Einweichzeit: 6-8 Stunden, 2-3 Tage)
- Hirse (Einweichzeit: 6-8 Stunden, Keimzeit: 1-2 Tag)
- Nackthafer (Einweichzeit: 6-8 Stunden, Keimzeit: 2-3 Tage)
- Roggen (Einweichzeit: 12 Stunden, Keimzeit: 2-3 Tage)
- Vollkornreis (Einweichzeit: 12 Stunden, Keimdauer: 2-3 Tage)
- Weizen (Einweichzeit: 12 Stunden, Keimzeit: 2-3 Tage)

Einweichen und Keimen

Möchte man nur Einweichen bedeckt man die Nüsse, Hülsenfrüchte oder das Getreide mit Wasser und lässt es für die angegebene Zeit stehen.

Beim Keimen steigt der Aufwand.
Zuerst werden die Lebensmittel in Wasser eingeweicht. Nach der Einweichzeit wird zwei Mal täglich gespült. Nach dem Spülen lässt man das komplette Wasser ab und stellt das Glas überkopf auf.
Am besten hierfür ist ein Keimglas, da hier überschüssiges Wasser abfließen kann.

Bei Babys, Kindern, Schwangeren und Stillenden sollte die gekeimten Lebensmittel noch einmal blanchiert werden bevor sie gegessen werden.

Hier sind einige Vorteile des Einweichens und Keimens:

1. Erhöhte Nährstoffaufnahme
2. Verbesserte Verdaulichkeit
3. Reduzierung von Antinährstoffen, wie Phytin- und Oxalsäure.
4. Geschmacksverbesserung
5. Erhöhte Verfügbarkeit von Enzymen
6. Reduzierte Kochzeit
7. Gesundheitliche Vorteile

Work with me

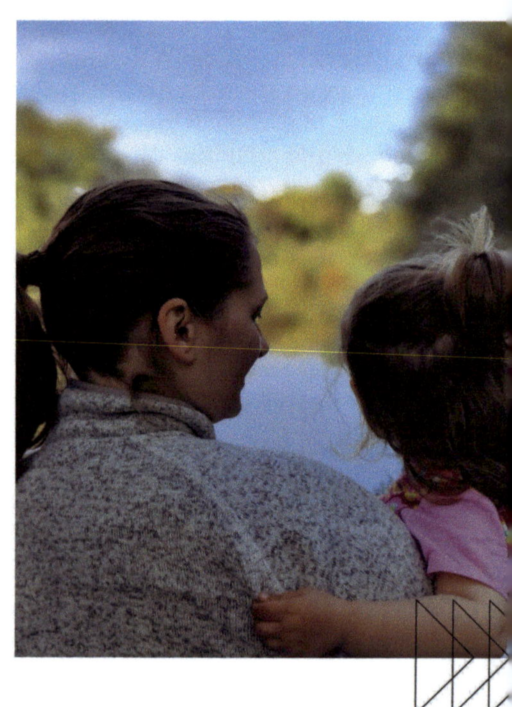

1:1 COACHING
ONLINE PROGRAMM
WORKSHOPS

CHANTELLE KITCHENER
@chanti.veganmom
info@kitchener-ernaehrungsberatung.de
www.kitchener-ernaehrungsberatung.de

Danksagung

Ich danke in erster Linie meinem Mann. Er hat mi9ch bei allem unterstützt, damit ich meinen Traum von der Selbstständigkeit und dem eigenen Buch verwirklichen kann.

Zudem möchte ich meiner Freundin danken, dass sie mir meine ganzen Designs erstellt hat.

Zu aller Letzt geht ein Dank an meine Kinder. Auch wenn ihr noch so klein seit inspiriert ihr mich zu sein wer ich sein möchte und mich nicht mehr nach der gesellschaftlichen Norm zu verbiegen.
Ich liebe euch bis z7um Ende des Universums und zurück und ihr macht mich stolz eure Mama sein zu dürfen.

Quellen

- https://www.dge.de/gesunde-ernaehrung/faq/faqs-vegane-ernaerung/#c3376
- DGE: Heft „Ernährung von Säuglingen“ 4. Auflage Bundesanstalt für Landwirtschaft und Ernährung
- https://www.who.int/europe/de/news/item/03-08-2022-foods-for-infants-and-young-children--a-matter-of-concern
- https://ecodemy.de/magazin/uebersicht-kritische-naehrstoffe-bei-veganer-ernaehrung/
- Beikostreifezeichen und die zu meidenden Lebensmittel habe ich meinem Skript aus meiner Fachfortbildung bei der Ecodemy entnommen.

Impressum

Angaben gemäß § 5 TMG

Chantelle Kitchener
Schwalbenstr. 67
28832 Achim

Kontakt

Telefon: 0179 6702233
E-Mail: info@kitchener-ernaehrungsberatung.de

EU-Streitschlichtung

Die Europäische Kommission stellt eine Plattform zur Online-Streitbeilegung (OS) bereit:
Ein bisschen Text hinzufügen.
Meine E-Mail-Adresse finden Sie oben im Impressum.

Verbraucherstreitbeilegung/Universalschlichtungsstelle
Hinweis zu § 36 VSBG:
Wir nehmen an einem Streitbeilegungsverfahren vor einer Verbraucherschlichtungsstelle nicht teil und sind dazu auch nicht verpflichtet.

Copywright

Die in diesem Buch enthaltenen Informationen dienen ausschließlich zu Informationszwecken. Der Autor/die Autorin übernimmt keine Haftung für eventuelle Schäden oder Verluste, die durch die Anwendung der hierin enthaltenen Informationen entstehen könnten. Die Leserinnen und Leser sind für ihre eigenen Entscheidungen und Handlungen verantwortlich, insbesondere im Zusammenhang mit Ernährung und Gesundheit.

Das Buch enthält möglicherweise Verweise auf Produkte, Marken oder Websites Dritter. Diese Verweise dienen lediglich zur Information und bedeuten keine Billigung oder Empfehlung durch den Autor/die Autorin.

Herstellung und Verlag:
BoD – Books on Demand, Norderstedt
ISBN: 9783757815158

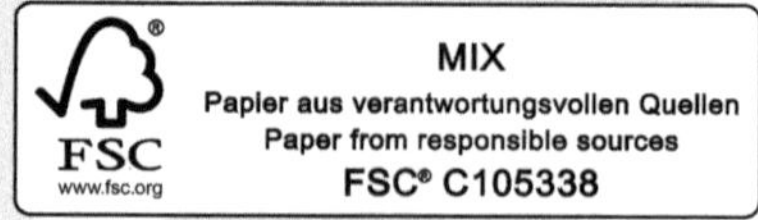